Norbert Kilian

Ein gesunder glücklicher Hund dank hochenergetischer Globuli

Anleitung zum Prägen
von individuellen
hochenergetischen Globuli

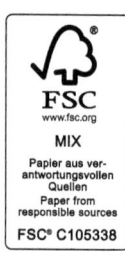

Bibliografische Informationen sind bei der Deutschen Bibliothek im Internet unter www.dnb.de abrufbar.

© 2017 Norbert Kilian
www.krebsgegner.de
Alle Rechte vorbehalten
Herstellung und Verlag:
BoD - Books on Demand, Norderstedt

ISBN 978-3743192478

„Der Hund ist das einzige Wesen auf dieser Welt, das euch mehr liebt als sich selbst."
Charles Darwin

Eine Bitte

Bei jeder Überlegung, die Sie anstellen, muss immer der Wunsch und das Wohl Ihres Hundes an erster Stelle stehen. Sie kennen Ihren Hund, Sie wissen, was er möchte und Sie tragen die Verantwortung für sein Wohlergehen. Bitte handeln Sie entsprechend.

Liebe Leserin, lieber Leser!

Ziel dieses Buches ist es, Sie in die Lage zu versetzen, individuell geprägte hochenergetische Globuli für Ihren Hund selbst zu prägen. Dafür ist ein gewisses Maß an Information erforderlich. Bitte lesen Sie dieses Buch von Anfang bis Ende durch, nur so ist es möglich ein Verständnis für den Inhalt zu erlangen.

Im Laufe der Lektüre werden einige Fragen auftauchen. Manches wird Ihnen vielleicht seltsam oder sinnlos vorkommen, aber am Ende des Buches werden alle entstandenen Fragen beantwortet sein.

Der Tierarzt Dr. Koch sagte:
"Es gibt nur zwei Arten von Tierhaltern. Die einen haben ein Tier einzig, um es zu haben. Das Tier ist ein Prestigeobjekt, ein Gebrauchsgegenstand, eine Sache. Eine tiefe Beziehung besteht nicht. Das Tier hat zu funktionieren. Funktioniert es nicht mehr wie gewünscht, weil es alt oder krank ist, wird es gegen ein anderes Tier ausgetauscht.
Die andere Art von Tierhaltern sieht in ihrem Tier einen Partner, ein Familienmitglied mit eigenen Interessen und Bedürfnissen. Das Tier wird geliebt, gepflegt und seine Bedürfnisse werden berücksichtigt. Es besteht eine tiefe Verbundenheit."

Inhaltsverzeichnis

Wer kann helfen?	11
Vorstellung	13
Die Vorteile von individuell geprägten hochenergetischen Globuli	17
Wirksamkeit sieht man am Ergebnis	21
Soforthilfe	22
Achtung Gerede	27
Die Schamanin	29
Interview mit der Schamanin	32
Der Prägeprozess	40
Sie sind mit Ihrem Hund verbunden	53
Selbst prägen	58
Dosierung und Anwendung	66
Dauer der Anwendung	69
Der richtige Umgang mit Ihren individuell geprägten hochenergetischen Globuli	70
Die Antwort vor der Frage	71
Weitere Bücher von mir	72

Aus Gründen der leichteren Lesbarkeit wurde darauf verzichtet, die Formulierung jeweils geschlechtsspezifisch auszurichten.

Wer kann helfen?

In vielen Ländern der Welt hat bereits heute der steigende Meeresspiegel fatale Folgen. Die im Boden gelösten Salze nehmen zu. Äcker werden unfruchtbar. Weltweit sind zwanzig Prozent der landwirtschaftlichen Flächen betroffen. Eine globale Katastrophe. Die Weltbevölkerung wächst und die Ackerflächen werden unfruchtbar. Monsanto und andere Großkonzerne forschen seit Jahren, um genmanipulierte, salzresistente Pflanzen „herzustellen", bisher erfolglos.

Auf der in der Nordsee gelegenen niederländischen Insel Texel gibt es einen Biobauern, Marc van Rijsselberghe, auch seine Erträge sanken durch die Bodenversalzung. Van Rijsselberghe begann zu experimentieren, nicht im Labor sondern auf seinen Feldern. In jahrelangen Versuchen gelang es ihm, eine salzresistente Kartoffel zu züchten. Inzwischen sind diese Kartoffeln bereits bei Bauern in Pakistan und Bangladesch im Einsatz. Auch mit anderen salzresistenten Nutzpflanzen experimentiert van Rijsselberghe.

Aber das ist nicht das Thema dieses Buches. Etwas anderes ist wichtig. Ein Biobauer hat im Alleingang geschafft, was Großkonzernen nicht gelungen ist.

Die Anthropologin Margaret Mead hat einmal gesagt: „Nie haben Regierungen oder Institutionen irgendeinen positiven sozialen Wandel in Gang gesetzt. Jede fortschrittliche Veränderung muss durch die Aktionen von Einzelpersönlichkeiten oder kleinen Gruppen von Individuen ausgelöst werden."

Es sind nicht immer die großen Konzerne oder die spezialisierten Unternehmen, die außergewöhnliches vollbringen. Gerade Einzelne leisten oftmals absolut Erstaunliches und das in jeder nur denkbaren Beziehung.

Vielleicht werden eines Tages individuell geprägte hochenergetische Globuli die gesamte Medizin revolutionieren.

Möglicherweise tragen Sie zum Gelingen dieser Revolution bei, einfach dadurch, dass Sie individuell geprägte hochenergetische Globuli anwenden, darüber reden und den Gedanken weitertragen.

Vorstellung

Mein Name ist Norbert Kilian, ich bin Jahrgang 1957. Im Herbst 2007 erhielt ich die Diagnose Lymphdrüsenkrebs. Nun gehöre ich nicht zu den Menschen, die die Verantwortung für ihr Leben in die Hände von anderen legen. Ich bin äußerst neugierig, kritisch und wissbegierig und habe mehr Vertrauen zu mir und meinem analytischen Verstand als zu Ärzten.

So entschloss ich mich, meine Krebsbehandlung selbst in die Hand zu nehmen und die Schulmedizin nur für Diagnosen zu nutzen. Nun, es ist gut gegangen. Inzwischen sind fast zehn Jahre vergangen, in denen ich sehr gut gelebt und viel erlebt habe. Ich fühle mich hervorragend, kann Sport treiben und alles machen, was ich möchte.

Im Jahr 2010 habe ich das Buch „Krebs? Nur noch als Sternzeichen!" veröffentlicht. Ich erzähle darin die Geschichte meiner Selbstbehandlung. Aufgrund der vielen positiven Rückmeldungen und Fragen entschied ich mich, ein Anwenderhandbuch für Krebspatienten zu schreiben. Es erschien 2012 mit dem Titel „Krebs? Die Kilian Methode".

Ich bin ein absoluter Hundemensch und habe mein ganzes Leben lang einen Hund an meiner Seite gehabt. Hunde liegen mir am Herzen. Leider erkranken immer mehr von ihnen an Krebs und so fasste ich den Entschluss, eine erfolgreiche Behandlungsmethode für krebskranke Hunde zu finden.

In den Jahren 2012 und 2013 führte ich gemeinsam mit betroffenen Hundehaltern, Freunden und Mitgliedern der von mir gegründeten Internetselbsthilfegruppe die vermutlich weltweit größte Rechercheaktion zum Thema Behandlung krebskranker Hunde durch. Das Ergebnis war überraschend. Über achtzig Prozent aller von uns gefundenen erfolgreichen Krebsbehandlungen gingen auf nur drei Behandlungsmethoden / Mittel zurück.

Dies waren an erster Stelle eine artgerechte Ernährung (Barfen), an zweiter Stelle die zusätzliche Gabe von Vitamin B17 und an dritter Stelle energetische Behandlungen. Die größte Überraschung war, wie viele positive Ergebnisse durch energetische Behandlungen erzielt wurden. Im Jahr 2014 erschien dann mein Buch „Krebs bei Hunden erfolgreich behandeln".

In den letzten Jahren habe ich viel dummes Zeug gehört und gelesen, aber auch viel Hilfreiches kennengelernt. In all diesen Jahren war ich immer wieder erstaunt, wie gut Hunde auf energetische Behandlungsmethoden ansprechen. Sollte ich die Frage beantworten warum das so ist, würde ich sagen: „Weil der Hund im Hier und Jetzt lebt." Kein Hund sitzt herum und denkt darüber nach, was der nächste Tag, die nächste Woche oder das nächste Jahr bringt. Er plant nichts und denkt nicht an die Vergangenheit. Der Hund lebt im Augenblick. Seine Sinne sind stets offen für Neues.

Offene Sinne – vielleicht ist das das Geheimnis. Vielleicht ist aber auch seine grenzenlose Liebe und sein Vertrauen zu uns der oder ein weiterer Grund, dass positive Energie so gut zu ihm durchdringen kann. Vielleicht zieht ein Hund aufgrund seiner positiven Grundeinstellung positive Schwingungen wie ein Magnet an.

Möglicherweise hat ein Hund eine ganz andere Verbindung zur Welt, als wir annehmen. Fühlt er Energie? Ich würde diese Frage bejahen und ich glaube, die meisten Hundehalter, die ihren Hund aufmerksam beobachten, auch.

Wenn Sie liebe Leser mein erstes Buch lesen, werden Sie feststellen, dass ich meine Krebserkrankung sehr sachlich und analytisch behandelt habe. Das Buch hat zweihundert Seiten, weniger als zehn Seiten handeln von energetischen Themen. Mein zweites Buch „Krebs? Die Kilian Methode", das zwei Jahre später erschien, hat einhundertsechzig Seiten und über ein Drittel des Buches befasst sich mit energetischen Themen.

In meinem dritten Buch „Krebs bei Hunden erfolgreich behandeln" nimmt der energetische Teil ebenfalls sehr viel Raum ein. Und nun dieses Büchlein, das sich ausschließlich mit einer energetischen Heilmethode befasst.

Im Laufe der Jahre bin ich mehr und mehr zu der Überzeugung gekommen, dass die Heilung oftmals im energetischen Bereich zu finden ist. Natürlich gehört auch eine vernünftige Ernährung und anderes dazu, keine Frage, aber das soll jetzt nicht das Thema sein. In diesem Buch geht es schwerpunktmäßig um individuell geprägte hochenergetische Globuli.

Wie ich schon schrieb, fasse ich Probleme sehr sachlich und analytisch an. Von Superlativen halte ich wenig. Ich schreibe nicht „Dieses hier ist die Lösung des Krebsproblems, das und nichts anderes". Auch würde ich die von mir entwickelte Kilian Methode niemals als Revolution bezeichnen. In meinen Büchern zeige ich einen Weg auf, der gegangen werden kann und vielleicht führt er zum Erfolg. So sehe ich es und so schreibe ich es.

Das Wort sensationell kommt in meinen Büchern bisher nicht vor. Allerdings bezeichne ich nach meinem heutigen Wissensstand und meinen Erfahrungen die Heilerfolge bei Hunden durch energetische Behandlungen durchaus als sensationell.

Die Vorteile von individuell geprägten hochenergetischen Globuli

Angenommen Sie haben Zahnschmerzen und möchten homöopathische Globuli einsetzen, dann ist die Frage welche. Sie denken: Na klar – Arnica. Aber in welcher Potenz? D 6, D 12, D 30, D 200, D 3, D 4, C 5, C 6, C 12, C 1000. Sie entscheiden sich für Arnica D 12, aber ist das auch richtig?

Bei der Homöopathie geht es darum, exakt das richtige Mittel zu finden und Zahnschmerz ist nicht gleich Zahnschmerz. Um welchen Schmerz geht es? Wärme- oder Kälteempfindlichkeit, eine Entzündung, Wundschmerz, Nervenschmerz, schmerzempfindliche Zahnhälse? Zahnschmerz durch Stress oder Zähne knirschen? Schmerzt nicht der Zahn sondern das Zahnfleisch oder der Kiefer? Handelt es sich um eine Entzündung der Mundschleimhaut oder um eine Nasennebenhöhlenentzündung, die sich als Zahnschmerz bemerkbar macht? Möglich ist auch eine beginnende oder abklingende Erkältung und sogar Gürtelrose kann Zahnschmerzen verursachen, ebenso wie Prüfungsangst, Menstruationsbeschwerden oder schlicht Müdigkeit.

Pauschal Arnica zu nehmen, ist zwar nicht schädlich, aber richtig ist es vom Gedankengut der Homöopathie her nicht. Ein guter Homöopath versucht durch Hinterfragen der Schmerzen der Ursache auf die Spur zu kommen. Wann tritt der Zahnschmerz auf, bei welcher Gelegenheit und wie oft? Ist er stechend oder ziehend, strahlt er, wenn ja, wohin und so weiter?

Angenommen der Zahnschmerz tritt nur morgens auf, dann könnte es sein, das nächtliches Zähne knirschen der Grund ist. Das kann man an den Zähnen sehen. Wenn dort alles in Ordnung ist, lautet die nächste Frage, was genau haben Sie vor dem Auftreten der Zahnschmerzen getan? Den Mund mit kaltem Wasser ausgespült oder den ersten Schluck Kaffee getrunken? Ein guter Homöopath versucht also, den Grund der Beschwerden zu finden.

Wenn ich nun beim Beispiel Zahnschmerz bleibe, so gibt es wahrscheinlich über einhundert verschiedene Möglichkeiten, wieso er auftritt und wahrscheinlich auch genauso viele homöopathische Globuli, die helfen sollen. Wenn das Problem im psychischen Bereich liegt, wird Arnica, das in erster Linie ein Wundheilmittel ist, nicht helfen, einfach weil es das falsche Mittel ist. Es geht, wie schon gesagt, darum, das richtige zu finden.

Wenn Sie für sich selbst auf die Suche gehen, kann das im Internet zwar lange dauern, aber durchaus erfolgreich sein, da Sie ja genau wissen, wann der Schmerz auftritt, ob er strahlt, Sie zusätzlich Nacken- oder Kopfschmerzen haben und so weiter. Aber wie wollen Sie das bei Ihrem Hund herausfinden? Es ist schlicht unmöglich.

Wie schön wäre es da, wenn es unfehlbare Globuli für den Hund gäbe. Es gibt sie, sie müssen nur noch geprägt (energetisch aufgeladen) werden. Und nun kommt das wirklich Interessante, Sie müssen nicht wissen, an welcher Krankheit Ihr Hund präzise leidet. Es genügt, wenn Sie das Beschwerdebild haben.

Im Klartext – es reicht zu wissen, dass Ihr Hund humpelt. Ob dies von einer Muskelverletzung, einer Zerrung, HD, einer Nervenentzündung oder sonst woher kommt, ist unwichtig. Die Globuli können helfen.

Hier möchte ich gleich eine Warnung einfügen. Niemand, der bei Verstand ist, käme auf die Idee, einem stark blutenden auf der Straße liegenden Unfallopfer ein paar homöopathische Globuli in den Mund zu schieben und keinen Arzt zu rufen. Benutzen Sie bitte immer Ihren gesunden Menschenverstand.

Angenommen Ihr Hund leidet seit Tagen unter starkem Durchfall, dann müssen Sie handeln, da sonst das Leben des Hundes in Gefahr ist. Handeln heißt in diesem Fall, unverzüglich irgendetwas zu tun, um den Durchfall zu stoppen. Es wäre in solch einem akuten Fall falsch, einzig auf individuell geprägte hochenergetische Globuli zu vertrauen.

Wirksamkeit sieht man am Ergebnis

Sie können etwas glauben oder nicht glauben. Sie können Tage, Wochen, Jahre damit zubringen Informationen zu sammeln und das Für und Wider gegeneinander abzuwägen. Sie können Bücher lesen, im Internet recherchieren und mit anderen diskutieren.

Auf diese Weise werden Sie nie erfahren, ob individuell geprägte hochenergetische Globuli helfen oder nicht. Und ob sie Ihrem Hund helfen, lässt sich auch mit der Erfahrung anderer nicht ergründen. Es gibt nur einen Weg der Erkenntnis – ausprobieren.

„Versuch macht kluch" – Lieblingsspruch meines Lehrmeisters Freddie Raschke.

Soforthilfe

Wenn Sie Ihren Hund energetisch behandeln möchten, können Sie sofort ohne Hilfsmittel damit anfangen.

Beten Sie oder sind Sie der Meinung, dass Sie für einen Hund nicht beten dürfen? Da irren Sie sich gewaltig.

Zitat Papst Paul VI: „Tiere sind der kleinste Teil der göttlichen Schöpfung, aber wir werden sie eines Tages im Mysterium des Christus wiedersehen."

John Wesley hat gesagt: „Gott gab Adam das gleiche Leben, das die Tiere genießen. Ja, sie alle haben ein und denselben Odem. Daher hat der Mensch keinerlei Vorrecht vor den Tieren."

Wenn Sie für Ihren Hund beten, so beten Sie für ein von Gott geschaffenes Wesen. Das kann nur richtig sein.

Gebete wirken, das ist erwiesen. Nichts ist mehr durchleuchtet als die Kraft der Gebete. Und das wirklich Unglaubliche ist, dass Gebete auch dann helfen, wenn der Betende nicht an Gott glaubt. Wir Menschen sind untereinander verbunden, jeder mit jedem. Wir sind aber auch mit den Tieren verbunden und mit den Pflanzen, mit den Mineralien, mit dem Weltall und allem, was es sonst noch gibt. Und mit Gott.

Wenn wir mit allem verbunden sind, ist unser Schicksal mit anderen verbunden. Wenn wir für ein anderes Wesen beten, so beten wir automatisch für uns selbst.

Alexis Carrel – Nobelpreisträger der Medizin, sagte:
„Das Gebet ist die stärkste Form von Energie, so real wie die Schwerkraft.

Als Arzt habe ich erlebt, dass Patienten durch die Kraft des Gebetes von Krankheit geheilt wurden, wenn kein anderes Mittel mehr half. Im Gebet trachtet der Mensch danach, seine begrenzte Energie durch die Hinwendung zum Ursprung aller Energien zu vermehren.

Wenn wir beten, verbinden wir uns mit der unerschöpflichen Kraft, die das Universum bewegt. Wir bitten, dass ein Stück dieser Kraft uns zugemessen wird und wir erheben uns gestärkt und getröstet. Wenn wir uns Gott im Gebet nähern, verändern sich Seele und Körper zu ihrem Vorteil. Es ist unmöglich, dass jemand auch nur eine Sekunde betet, ohne eine positive Wirkung zu verspüren."

Sie wissen doch noch, wie man betet?
Nur zur Erinnerung: Gehen Sie kurz in sich. Kommen Sie zur Ruhe und formulieren Sie Ihren Wunsch. Zum Beispiel: Ich möchte, dass mein lieber Hund wieder gesund wird. Ich danke dafür, dass dies geschehen wird.

Sie können für Ihr Gebet auch gerne meinen Text benutzen.
Ich bitte um Heilung für meinen Hund, meine Familie, meine Freunde und für mich.

Ich bin mit meinem Hund, meiner Familie und meinen Freunden verbunden. Mein Glück ist auch ihr Glück. Ihre Gesundheit ist auch meine Gesundheit.

Ich bitte die göttliche Kraft um Hilfe für alle Menschen, die ich kenne, für jeden, mit dem ich Kontakt habe und hatte, egal ob im Guten oder nicht Guten, denn jedes Glück ist auch mein Glück. Die Gesundheit der anderen ist auch meine Gesundheit, so wie meine Gesundheit auch ihre Gesundheit ist.

Ich bin verbunden mit allen Menschen, darum bitte ich um Heilung für alle Menschen, denn ihre Heilung ist auch meine Heilung.

Ich bin verbunden mit allen Tieren, darum bitte ich um Heilung für alle Tiere, denn ihre Heilung ist auch meine Heilung.

Ich bin verbunden mit allen Pflanzen, darum bitte ich um Heilung für alle Pflanzen, denn ihre Heilung ist auch meine Heilung.

Ich bin verbunden mit der ganzen Welt, darum bitte ich um Heilung für die ganze Welt, denn ihre Heilung ist auch meine Heilung.

Das kostet nichts, macht keine Mühe, dauert nicht lange und kann nicht schaden. Einen Standardtext wie zum Beispiel das Vater Unser sollten Sie nicht benutzen. Sie tragen eine Bitte vor. Diese ist individuell. Das Göttliche ist kein Versandhaus, da kann man kein für alle passendes Kontaktformular benutzen.

Und noch etwas können Sie sofort für Ihren Hund tun.

Da Ihr Hund erkrankt ist, sollten Sie sein Trinkwasser generell mit positiven Informationen / positiven Schwingungen energetisch aufwerten. Wasser kann Schwingungen annehmen, dies ist wissenschaftlich erwiesen. Die Wasserkristalle sind entweder harmonisch oder disharmonisch. Wie sich das Ganze auf ein Lebewesen auswirkt, darüber wird noch gestritten. Es wird aber vermutet, dass die im Wasser gespeicherten Informationen in erheblichem Maße übertragen werden.

Wenn wir bedenken, dass grundlegende Körperfunktionen durch das von außen eingebrachte Wasser gesteuert werden, erscheint es sinnvoll, hierfür ein harmonisches Wasser zu benutzen. Schreiben Sie ein oder mehrere positive Worte auf die Unterseite des Wassernapfes, zum Beispiel Liebe, Gesundheit, Freude, Energie.

Die Schwingung bzw. Information dieser positiven Worte wird durch die Schüssel auf das Wasser übertragen, gespeichert und in den Körper Ihres Hundes eingebracht.

Sie können auf das Halsband Ihres Hundes von innen beispielsweise die Worte „Energie und Liebe" schreiben. Worte sind Schwingung und Schwingung heilt. Auch das kann nicht schaden.

Achtung Gerede

Möchten Sie den Ruf einer durchgeknallten Esoterikerin haben? Oder wollen Sie als egoistischer, weltfremder Tierquäler gelten? Das können Sie ganz einfach haben. Erzählen Sie Ihren Freunden und Arbeitskollegen, dass Sie sich entschlossen haben, Ihren kranken Hund mit energetischen Mitteln zu behandeln. Erzählen Sie, dass Sie den Rat der Tierärzte nicht befolgen. Erklären Sie, dass Sie auf individuell geprägte hochenergetische Globuli vertrauen, auf Gebete und positive Worte.

Ruckzuck haben Sie für die anderen einen Husch weg. Man wird über Sie reden, lachen, lästern. Wollen Sie das? Mit Sicherheit nicht, also vermeiden Sie es lieber.

Sie müssen absolut niemandem erzählen, wie und von wem Sie Ihren Hund behandeln lassen, welche Mittel Sie einsetzen, welchen Weg Sie gehen.

Es ist Ihre Sache, Sie treffen die Entscheidung und Sie tragen für Ihre Entscheidung die Verantwortung.

Ich gebe Ihnen den Rat, was die Behandlung Ihres Hundes angeht, zu lügen. Belügen Sie alle. Sagen Sie jedem, dass es Ihrem Hund besser geht. Der neue Tierarzt ist spitze. Das Mittel hilft. Alles ist in Ordnung und so weiter.

Zwei Dinge erreichen Sie mit dieser Lüge. Erstens, man lässt Sie in Ruhe. Sie gehen ja offiziell den Weg der Ärzte. Sie müssen nichts erklären und sich nicht rechtfertigen. Zweitens, durch Ihre Lüge geben Sie sich, Ihrem Hund und der Umwelt einen positiven Impuls, einfach indem Sie behaupten, dass es besser wird.

Ich beschreibe Ihnen nun, wie individuell geprägte hochenergetische Globuli professionell geprägt werden. Dies ist erforderlich, um den Prägeprozess, den Sie später in vereinfachter Form selbst ausführen sollen, zu verstehen.

Die Schamanin

Im Raum Nienburg lebt eine Frau aus Kasachstan, die Assistenzhunde ausbildet. Sie ist Tierärztin und Schamanin. Ich kenne sie bereits seit etlichen Jahren aus dem Schlittenhundesport. Dass sie eine Schamanin ist, wusste ich anfangs nicht.

Sie sagt, dass in Deutschland fast niemand weiß, was eine Schamanin leistet und wenn sie jemandem erzählt, dass sie eine praktizierende Schamanin ist, denken die Leute, dass sie bei Vollmond nackt um ein Feuer herum hüpft, auf eine Trommel schlägt, halluzinierende Pilze zu sich nimmt und so weiter. Wie falsch diese Annahme ist, werden Sie noch lesen.

Die individuell geprägten hochenergetischen Globuli, von denen dieses Buch handelt, habe ich durch sie kennen gelernt. Die Globuli haben vielen Hunden, die ich persönlich kenne, geholfen, hier zwei Beispiele.

Ein ehemaliger Arbeitskollege hat einen schönen altdeutschen Schäferhund, der seit seiner Welpenzeit circa alle drei Monate an einer Blasenentzündung litt. Ich habe ihm die Globuli empfohlen, weil der Hund die Antibiotika sehr schlecht vertragen hat. Die Entzündung verschwand und ist in den letzten vier Jahren auch nicht wieder aufgetreten.

Ein weiteres Mal habe ich einer Hundefreundin aus Bad Eilsen die Globuli empfohlen. Ihr kleiner Mischlingshund Nucki hatte panische Angst davor, im Hellen das Haus zu verlassen, was seine Halter besonders im Sommer vor fast unlösbare Probleme stellte. Ich traf Nucki mit seinem Frauchen vor einigen Jahren, als ich im Winter gemeinsam mit meiner Frau und unserem Hund einen nächtlichen Spaziergang durch den gerade gefallenen Schnee machte. Sie erzählte von der Phobie ihres Hundes und ich gab ihr die Anschrift der Schamanin. Monate später bedankte sie sich bei mir am Telefon, der Hund hatte seine Tageslichtphobie verloren.

Dies sind für mich eindeutige Beweise für die Wirksamkeit der Globuli. Im ersten Fall handelt es sich um eine Blasenentzündung, also eine physische Störung. Im zweiten Fall geht es um einen Angstzustand, also eine psychische Störung. In beiden Fällen, die ja sehr unterschiedlich sind, haben die Globuli äußerst beeindruckende Resultate gezeigt.

Ob die individuell geprägten hochenergetischen Globuli Ihrem Hund helfen werden, kann im Vorfeld niemand sagen, die Schamanin spricht von einer Erfolgsquote von circa siebzig Prozent. Hier muss aber differenziert werden.

Wenn ein Hund beispielsweise siebzehn Jahre alt ist, Krebs hat und nicht mehr aufstehen möchte, können und werden die Globuli nichts mehr bewirken. Die Erwartungshaltung muss realistisch sein.

Interview mit der Schamanin

Damit Sie die individuell geprägten hochenergetischen Globuli und die Welt der Schamanin besser verstehen, habe ich ein Interview mit ihr geführt.

Du bist eine Schamanin, warum machst Du es nicht bekannt?

Mein Großvater hat mich ausgebildet. Bei uns in Kasachstan weiß jeder, was ein Schamane ist und was er leistet. Hier in Deutschland weiß das fast niemand. Hier kannst du einen Wochenkurs belegen und bekommst ein Zertifikat, auf dem steht, dass du Schamane bist. Entschuldige, aber das ist lächerlich. Niemand kann sich zum Schamanen ausbilden lassen. Man wird als Schamane geboren, jemand erkennt, dass du es in dir hast, weil er es selbst hat und jetzt sein Wissen weiter gibt. So wird man Schamane.

Mein Großvater hat sechzehn Enkel und nur mich hat er ausgebildet. Meine Ausbildung begann, als ich drei Jahre alt war und sie dauert noch immer an. Sie wird nie enden. Wem soll ich das erklären? Da ist es einfacher, meinen Titel als Tierärztin zu nennen. Ich habe einen Doktor in Tiermedizin, das verschafft mir in Deutschland die erforderliche Anerkennung.

Wieso behandelst Du nur Hunde?

Weil sie meine Welt sind. Erst waren es Hütehunde, die ich durch meine Familie in Kasachstan kennen und schätzen lernte. Als Dreijährige war ich bereits für einen Welpen verantwortlich. Während meines Studiums lernte ich in Alaska die bekannte Hundeexpertin Susan Butcher und ihre Schlittenhunde kennen. Schlittenhunde, was für unglaubliche Hunde. Wer jemals mit ihnen in weißer Winterlandschaft tagelang unterwegs war, weiß, was ich meine.

Momentan gehört mein Leben den Assistenzhunden, die ich ausbilde. Ich glaube, dass wir, was ihre Möglichkeiten angeht, noch ganz am Anfang stehen. Blindenhunde, Begleithunde, Epilepsiehunde sind bekannt, aber im Bereich der Demenz wissen wir fast nichts. Du gibst einem Demenzkranken, der seit Monaten wortlos herumsitzt, einen ausgebildeten Hund an die Seite und er beginnt nach kurzer Zeit mit ihm zu sprechen.

Der Hund holt den Demenzkranken ins Leben zurück. Das passiert nicht manchmal oder öfter, sondern immer und kaum jemand weiß es und noch weniger nutzen es. Die Liebe eines Hundes überträgt sich auf Demenzkranke. Hunde verbessern den Zustand von Kranken. Hunde verändern unsere Welt zum besseren.

Kann man überhaupt von einer Behandlung im eigentlichen Sinn sprechen?

Aber ja. Eine energetische Behandlung beginnt bereits mit dem Prägeprozess der Globuli. Ich benötige für die Prägung ein Foto des Hundes und einige seiner Haare, weiterhin eine Liste mit allen Beschwerden, die dieser Hund hat.

Der Hund ist durch sein Foto und die Haare für eine energetische Behandlung erreichbar. Das heißt, dass bereits mit dem Foto eine Fernheilung beginnt. Wenn das Foto energetisch gereinigt wird, wird auch der Hund, egal wo er sich aufhält, energetisch gereinigt. So ist es möglich, dass sich sein Zustand bessert obwohl noch keine Globuli gegeben werden. Auch ist die energetische Behandlung nicht beendet, wenn die Globuli aufgebraucht sind. Foto und Haare bleiben weiterhin im Kristallraum. Sie werden zwar nicht mehr gesondert behandelt, aber allein die täglich stattfindenden Gebete, Heilgespräche und Zeremonien übertragen sich auf Körper und Seele des Hundes.

Foto und Haare bleiben jahrelang im Kristallraum, auch wenn der Hund nicht mehr in unserer Welt lebt. Seine Seele jedoch ist unsterblich und so profitiert die Seele weiterhin von der Behandlung.

Welche Hundekrankheiten können mit individuell geprägten hochenergetischen Globuli erfolgreich behandelt werden?

Generell ist es möglich, jede echte Krankheit durch energetische Methoden erfolgreich zu behandeln. Ein Beinbruch beispielsweise ist keine echte Krankheit, ebenso wenig wie Übergewicht.

Gibt es Grenzen für die Behandlung mit individuell geprägten hochenergetischen Globuli?

Generell nein. Jede Krankheit kann in jeder Phase erfolgreich behandelt werden. Sie kann, eine Garantie gibt es nicht. Jedes Körpergewebe kann sich regenerieren, manchmal sogar in sehr kurzer Zeit. Es gibt keine Grenzen.

Kann, soll oder muss der Hundehalter mitarbeiten?

Der Hundehalter kann einiges tun. An erster Stelle ist die Ernährung zu nennen. Wenn ein Hund wieder gesund werden soll, muss er artgerecht ernährt werden. Auf jeden Fall muss er alles meiden, was schädlich für den Hund ist, vor allem Stress.

Wie schnell wirken individuell geprägte hochenergetische Globuli?

Das ist sehr unterschiedlich. Im Allgemeinen verschwinden die Symptome schleichend. Dass sich der Zustand des Hundes bessert, wird oftmals nur nebenbei bemerkt. Ich habe Fälle erlebt, in denen katastrophale Blutwerte innerhalb weniger Wochen wieder normal waren. Und ich habe erlebt, dass Tumore über Nacht verschwunden sind, egal wie groß sie waren. Das hört sich jetzt unglaublich an, aber fast jeder erfahrene Tierarzt kann von solchen Fällen berichten. Sie kommen immer wieder vor und sind nicht so selten, wie man das Gemeinhin annimmt.

Wie hoch sind die Chancen beim Einsatz von individuell geprägten hochenergetischen Globuli?

Generell kann ich von guten Chancen sprechen. Es gibt Hunde, bei denen sehr schnell beeindruckende Erfolge verzeichnet werden können. Manchmal habe ich das Gefühl, dass diese Hunde auf genau diese Behandlung gewartet haben. Man könnte es mit einer Blume vergleichen, die an Wassermangel leidet und nun wieder Wasser bekommt.

Wie kann ein Hundehalter, dessen Hund erfolgreich behandelt wurde, seine Dankbarkeit zeigen?

Indem er Botschafter wird. Ein Mensch, der die positiven Wirkungen energetischer Heilung erlebt hat, steht immer in einem Zwiespalt. Einerseits möchte er von seinen Erfahrungen berichten, andererseits hat er Bedenken, man könne ihn für einen Spinner halten. Im Normalfall wissen nur die engsten Vertrauten von einer alternativen Behandlung. Das ist auch in Ordnung, aber es gibt bei Mensch und Tier soviel heilbares Leid.

Wenn jemand helfen möchte, das Leid von Mensch und Tier zu lindern, so sollte er nicht an seinen Ruf denken, sondern darüber berichten, was geschehen ist, damit auch andere beginnen, in diese Richtung zu denken. Es gibt heute genügend Möglichkeiten, seine Überzeugung kund zu tun. Ich freue mich über jeden Menschen, der bereit ist, selbstlos anderen zu helfen, indem er berichtet, was er erlebt hat. Es geht nicht darum, mich oder meine Dienste als Schamanin weiter zu empfehlen, sondern generell den Begriff der energetischen Heilung zu etablieren. Es gibt viele gute und seriöse alternative Behandler, die im Verborgenen Hervorragendes leisten.

Wo finde ich einen alternativen Behandler?

Niemand muss nach Südamerika, Asien oder sonst wohin reisen, um einen guten alternativen Behandler zu suchen. Sie sind überall. Ich behaupte, dass ein guter alternativer Behandler nirgendwo in Deutschland weiter als einhundert Kilometer entfernt lebt und wirkt. Das Problem ist es, ihn zu finden.

Woran erkenne ich einen seriösen alternativen Behandler?

Nicht die Worte, die jemand spricht, nicht, die Versprechungen, die gemacht werden, nicht die guten Taten der Vergangenheit zählen. Einzig das Handeln im Hier und Jetzt sollte bewertet werden. So wie es in der Bibel steht: „An ihrem Handeln werdet ihr sie erkennen."

Warum schottest Du dich mit deiner schamanischen Arbeit vom Hundehalter ab?

Aber das mache ich doch überhaupt nicht, ganz im Gegenteil. Wenn ich an einen Hund denke, sein Foto betrachte und für seine Gesundheit bete, verbinde ich mich mit ihm und gleichzeitig auch mit den Menschen, die mit diesem Hund verbunden sind. Gedanken verbinden.

Wenn deine Gedanken zu einem anderen Menschen wandern, hast du sie entweder dort hingeschickt oder der andere hat sie angefordert. Du denkst an einen Menschen, den du lange nicht gesehen hast und plötzlich ruft er an. Wieso? Welche Kraft war oder ist da im Spiel?

Es ist die alles verbindende, alles durchdringende, allgegenwärtige göttliche Kraft. Diese Kraft verbindet dich mit Menschen, Tieren, Landschaften und Dingen. Wenn ich für einen Hund bete und genau das mache ich, wenn ich für ihn individuell geprägte hochenergetischen Globuli fertige, wird aus meinem Ich ein gemeinsames Wir. Ich habe eine Verbindung hergestellt. Daher bitte ich in meinen Gebeten auch nicht nur um Hilfe für den Hund, dessen Foto ich in den Händen halte, sondern um Hilfe für uns. Hilfe für den Hund, für mich, für uns alle, für eine bessere Welt.

Der Prägeprozess

Um individuell geprägte hochenergetische Globuli zu prägen, benötigt die Schamanin den Namen und ein Foto des Hundes mit ein paar auf der Rückseite aufgeklebten Haaren.

Bevor der eigentliche Prägeprozess beginnen kann, muss die Schamanin sich selbst energetisch reinigen. Dies ist erforderlich, weil an jedem Menschen Verbindungen zu anderen Menschen, Tieren, Dingen und Ereignissen anhaften, die nicht immer positiv sind. Auch negative Gedanken haben beim Prägeprozess nichts verloren.

Die Schamanin benutzt für ihre Reinigung einen Wasserhahn in ihrem Heil- und Meditationsraum. Dies ist ein schlichter lavendelfarbener Raum im Haus. Die Schamanin lässt sich Wasser über die Unterarme laufen und bittet es, alle Verbindungen zu Menschen, Tieren, Dingen und Ereignissen eine Zeitlang zu trennen. Weiterhin bittet sie das Wasser, alle negativen Gedanken und Gefühle, bewusst oder unbewusst mitzunehmen. Dann spricht sie ein Gebet zu Gott, in dem sie um Reinigung ihrer Seele und um Kraft und Energie für die vor ihr liegende Aufgabe bittet. Das Gebet endet mit den Worten: „Ich danke, ich danke, ich danke."

Die Schamanin spricht all diese Wünsche laut, deutlich und langsam aus. Sie sagt, dass sich dieses Gebet auch zum Teil an sie selbst richtet, daher sei es wichtig, dass sie es selbst hört.

Nach ihrer energetischen Reinigung geht die Schamanin zu ihrem circa fünfzig Meter vom Haus entfernten Kristallraum. Diesen Weg, der über eine Wiese führt, geht sie auch im tiefsten Winter generell barfuß. Sie sagt, dass sie dadurch geerdet wird und Energie aus Mutter Erde über ihre Fußsohlen aufnimmt.

Der Kristallraum ist ein Gebäude, das auf dem Grundstück unter großen Eichen steht. Ein erfahrener Zimmermann, der auf die Restauration von alten Fachwerkgebäuden spezialisiert ist, hat es komplett aus Holz im Blockhausstil erbaut. Das Holz ist unbehandelt. Der Boden besteht aus gestampften Lehm. Es wurden nur natürliche Materialien verwendet. Alle Holzteile sind ohne Metall miteinander verbunden. Das Holz stammt ausnahmslos von Bäumen aus der Region. Sogar die Türscharniere sind aus massivem Holz gearbeitet.

Der Standort des Kristallraums wurde nach energetischen Gesichtspunkten gewählt. Besonderes Augenmerk wurde auf das Nichtvorhandensein von negativen Erdstrahlen gelegt. Der Kristallraum hat einen quadratischen Grundriss. Das Außenmaß beträgt 333 x 333 cm. Das Dach besteht aus einer Holzkonstruktion in Pyramidenform. Es ist mit gehärteten Einfachglasscheiben eingedeckt. Die Glasscheiben sind so angeordnet, dass die jeweils obere Scheibe 12 cm über die darunter liegende reicht. Zwischen den Scheiben ist ein Abstand von 3,3 cm. Auf diese Art ist das Innere des Kristallraums vor Regen geschützt. Die Luft und ganz wichtig die Energien können jedoch frei zirkulieren. Auch an der Dachkonstruktion gibt es außer ein paar Schrauben für die Halterung der Glasscheiben, keine Metallteile.

Geografisch ist der Kristallraum so ausgerichtet, dass die nach Süden zeigende Dachseite am Tag der Sommersonnenwende um 12.00 Uhr mittags MEZ völlig schattenfrei ist und selbst keinen Schatten im Kristallraum erzeugt. Der Neigungswinkel der Dachkonstruktion wurden im selben Verhältnis gewählt, wie die Außenseiten der alten Pyramiden.

Im Kristallraum liegen mehrere große Bergkristalldrusen auf dem Boden. Im Raum steht ein 82,5 cm großer, wunderschön gemaserter, polierter Holzwürfel. 82,5 ist der 2,5 fache Wert von 33 und dieser Wert findet sich auch im Verhältnis Wand zu Dach wieder. Alles, auch die kleinste Kleinigkeit hat hier eine Bedeutung.

Der Türgriff ist sehr weit unten angebracht. Da das Schloss aus Metall ist, muss seine Oberkante tiefer liegen als die Meditationsfläche, also niedriger als 82,5 cm, denn die Oberkante des Holzwürfels ist die Meditationsfläche.

Ich kann mir hier kein Urteil erlauben, da mir das Wissen um solche Dinge fehlt. Der Kristallraum sieht jedenfalls faszinierend aus. Die Proportionen tun Augen und Seele gut. Ich würde sagen, dass sich der beträchtliche konstruktive Aufwand alleine aus optischen Gründen auf jeden Fall gelohnt hat.

Aber zurück in den Kristallraum, an den Wänden sind mehrere circa 30 cm tiefe, kräftige Holzbretter angebracht. Diese haben rundum laufend eine Holzleiste von circa 4 cm Höhe. Alle Holzbretter sind bis zur Oberkante der Holzleiste mit weißem Quarzsand gefüllt. Der Sand ist mit Mustern, Ornamenten und verschiedenen Zeichen äußerst kunstvoll verziert. Im Sand liegen viele Bergkristallkugeln verschiedener Größe und dutzende selbst gezogene Bienenwachskerzen stehen dort. Es gibt im Kristallraum weder Strom noch Heizung.

Der große Holzwürfel im Innern dient, wie schon gesagt, als Meditationsplatz. Direkt vor dem Würfel hängt von der Spitze der Pyramidendachkonstruktion ein an vier Hanfseilen befestigtes kreisrundes Holzbrett, Durchmesser 33 cm. Auf diesem Holzbrett werden die energetischen Globuli geprägt. Den Prägeprozess beschreibe ich im Anschluss.

Der Kristallraum darf nur von der Heilerin/Schamanin selbst betreten werden. Wenn eine andere Person den Raum betritt, muss er anschließend energetisch gereinigt werden. Dies ist ein ziemlich aufwendiges Verfahren, da unter anderem der gesamte Quarzsand flach gestrichen und wieder neu verziert werden muss.

Im Kristallraum angekommen, nimmt die Schamanin das Foto mit den aufgeklebten Haaren des Hundes und setzt sich auf den Meditationsplatz. Nun beginnt sie mit der Seele des Hundes zu kommunizieren. Dies geschieht, indem sie sich ganz auf das Foto konzentriert, sich selbst in einen meditativen Zustand bringt und auf das achtet, was in ihren Gedanken erscheint.

Dieser Vorgang dauert unterschiedlich lange. Als ich bei einem Prägeprozess dabei war, ich stand etwa zehn Meter vom Kristallraum entfernt und beobachtete sie durch die offene Tür, saß sie rund zwanzig Minuten völlig regungslos in Meditationshaltung auf dem Holzwürfel.

Anschließend nimmt sie eine Schiefertafel und schreibt mit einem Kreidestift mehrere Wörter untereinander auf die Tafel. Das sind die Informationen, die sie aus dem Zwiegespräch mit dem Foto des Hundes gewonnen hat. Nun nimmt die

Schamanin den Zettel, auf den der Hundehalter die Beschwerden des zu behandelnden Hundes geschrieben hat und schreibt weitere Worte auf die Schiefertafel. Dies sind die Beschwerden und Probleme, die laut Hundehalter beseitigt werden sollen.

Probleme, die beseitigt werden sollen, hört sich komisch an. Tatsache ist, dass es nicht ratsam und auch nicht möglich ist, alle Probleme, die der Hundehalter auflistet, zu beseitigen. Das folgende Beispiel soll das deutlich machen.

Einer der Punkte lautet, dass der Hund den Kot von anderen Hunden frisst. Eine Eigenart, die viele Hunde haben. Im Allgemeinen weiß ein Hund, was richtig für ihn ist. So auch beim Kot fressen. Dem Hund fehlt das Vitamin B 12, das bei der Verdauung im Darm gebildet wird und somit ist Kot für den Hund ein Vitamin B 12 Lieferant.

Wenn Hunde ganze Beutetiere, zum Beispiel Mäuse, fressen, nehmen sie durch den Darminhalt der Maus auch den Kot und somit Vitamin B 12 auf. Würde der Hund keinen Kot mehr fressen, bekäme er irgendwann eine starken Vitamin B 12 Mangel. So widerlich es ist, der Hund braucht den Kot, um seine Vitaminversorgung sicher zu stellen. Es handelt sich also um keine krankhafte Neigung des Hundes sondern ganz im Gegenteil um eine Notwendigkeit. Sollte Ihr Hund ebenfalls Kot fressen, können Sie ihm einfach alle zwei Tage eine Vitamin B 12 Tablette geben und das Thema ist mit großer Wahrscheinlichkeit erledigt. Kot fressen ist also keine Krankheit, die durch die Gabe der Globuli geheilt werden kann. Das Problem liegt, wie Sie sehen, ganz woanders.

Auch andere Probleme, die der Hundehalter als solche sieht, sind nicht behandelbar. Einfach, weil es keine Probleme im krankhaften Sinne sind. Ein Hund, der aggressiv anderen Hunden gegenüber ist, ist genauso wenig krank wie ein Hund, der sich allen anderen gegenüber unterwürfig verhält. Es ist sein Wesen, seine Art, sein Charakter.

Zurück zur Schamanin und den echten Krankheiten des Hundes. Auf der Schiefertafel stehen nun alle behandlungsfähigen Probleme des Hundes.

Als ich bei einer Prägung zusehen durfte, deckten sich die Probleme des Hundes, die die Schamanin beim Zwiegespräch mit dem Hund auf ihre Tafel geschrieben hatte, zu fast einhundert Prozent mit denen, die der Hundehalter auf dem Zettel aufgelistet hatte. Die Schamanin hatte den Zettel vorher nicht gesehen, weil er sich in meiner Jackentasche befand.

Nun nimmt die Schamanin ein Blatt Papier DIN A4. Für jedes Problem auf der Schiefertafel malt sie Zeichen oder Zahlencodes auf das Blatt. Jedes Wort, so sagt sie, hat eine bestimmte Schwingung und für jede Schwingung gibt es eine entgegengesetzte Schwingung. Ein Wort, das eine Krankheit oder Beschwerden beschreibt, ist immer negativ. Eine entgegengesetzte Schwingung ist daher positiv. Wenn beide Schwingungen aufeinander treffen, lösen sie sich gegenseitig auf. Bei einigen Krankheiten gibt es eine Vielzahl von entgegengesetzten Schwingungen. Soll zum Beispiel bei einem Hund Krebs behandelt werden, schreibt die Schamanin vier Worte, sieben Symbole und drei Zahlenreihen auf das Blatt. Bei einer Ohrentzündung sind es nur zwei Symbole und ein Wort.

Wenn alle Krankheiten und Beschwerden auf der Schiefertafel auf die beschriebene Weise durch Worte, Symbole und Zahlen abgearbeitet sind, nimmt die Schamanin wieder das Foto des Hundes zur Hand und beginnt den Hund über das Foto energetisch zu reinigen. Sie spricht hierfür ein Gebet und eine Vielzahl von positiven Wörtern. Nach jedem Stichwort sagt sie: „Danke an das Göttliche in uns allen." Beendet wird die Reinigung des Hundes mit den Worten: „Wir danken dem Göttlichen für die stattfindende Heilung. Allmächtiger Gott, wir danken, wir danken, wir danken."

Als nächstes wischt die Schamanin die Schiefertafel mit einem Papiertaschentuch ab. Dieses Papiertaschentuch und den Zettel mit den Krankheiten des Hundes legt sie nun in eine Metallschale, die sie auf das vor ihr von der Decke hängende Holzbrett gestellt hat und zündet beides mit einem Streichholz an. Anschließend bittet sie um Reinigung des Raumes und zündet, wieder in der Metallschale, einen kleinen Weihrauchkegel an. Die Aschereste und den räuchernden Weihrauch übergibt die Schamanin Mutter Erde, das heißt, sie schüttet den Inhalt der Metallschale in eine Vertiefung in eine Ecke des Kristallraums. Die Schamanin sagt, dass nun alle negativen Schwingungen den Kristallraum verlassen haben. Geblieben ist das gereinigte Foto des Hundes mit seinen Haaren und das DinA4 Blatt mit den positiven Worten, Symbolen und Zahlencodes.

Aus diesem Blatt Papier faltet die Schamanin nun eine Art Tüte, in die sie die zu prägenden Globuli schüttet. Bei den Globuli handelt es sich um unarzneiliche wirkstofffreie Globuli eines deutschen Herstellers. Sie bestehen zu einhundert Prozent aus Saccharose. Auch die Globuli müssen, obwohl es sich um ein Produkt handelt, das wahrscheinlich nie mit Menschen direkt in Kontakt gekommen ist, vorher energetisch gereinigt werden. Die Schamanin sagt, dass jedes Ding auf Erden ein energetisches Feld hat. Jeder Mensch, der mit den Globuli in Kontakt gekommen ist, hat darauf eine bioenergetische Spur hinterlassen.

Die Globuli befanden sich, als sie produziert wurden und die Fabrik verließen in einer Glasflasche, aber Glas ist ein einhundert Prozent natürliches Material. Im Prinzip ist Glas Quarzsand und deshalb ist die Flasche kein Schutz gegen energetische Schwingungen, der Pappkarton, in dem sie steckt sowieso nicht. Die Globuli könnten also bereits die Schwingung der Fertigungsmaschine, der dort Beschäftigten, des Lagerarbeiters, des LKW Fahrers und die des Apothekers aufgenommen haben. Aus diesem Grunde werden die Globuli, bevor sie in die Tüte geschüttet werden, energetisch durch ein Gebet gereinigt und neutralisiert. Auch die Glasflasche, in die sie nach dem Prägeprozess wieder gefüllt werden, wird energetisch gereinigt.

Nun sind also circa 2000 Globuli in der Tüte, die aus einem Blatt Papier besteht, auf das vorher eine Vielzahl von Worten, Symbolen und Zahlencodes geschrieben wurden. Das Foto des Hundes wird nun auf das runde, von der Decke hängende Holzbrett gelegt, darauf kommt die Tüte mit den Globuli und rund um diesen Aufbau werden 33 Bergkristallkugeln gelegt.

Der Gedanke dahinter ist, das die Schwingung der Worte, Symbole und Zahlencodes in die Globuli wandert. Die Bergkristallkugeln dienen zur Verstärkung und zur Abschirmung von Fremdenergie.

Dieser Aufbau bleibt nun mindestens zwanzig Stunden im Kristallraum stehen. Die Schamanin verlässt nun den Raum und schließt ihn ab. Sie wird ihn erst nach über zwanzig Stunden wieder betreten. Sie ist also nur in der Lage, ein Fläschchen Globuli pro Tag zu prägen. Das ist auch einer der Gründe, warum die Wartezeit manchmal mehrere Wochen beträgt. Ein anderer ist, dass die Schamanin in der richtigen Verfassung für die Prägung sein muss, was natürlich nicht jeden Tag der Fall ist.

Nach Ablauf der Intensivzeit betritt die Schamanin wieder den Raum. Vorher hat sie sich, wie eingangs beschrieben, energetisch gereinigt. Während sie die Globuli aus der Tüte in das Glasfläschchen schüttet, spricht sie ein Gebet. Anschließend umwickelt sie das Fläschchen mit Alufolie. Dieses Aluminium schützt vor Fremdenergie, ist aber kein hundertprozentiger Schutz. Daher darf die in Alufolie verpackte Glasflasche auch von niemand anderem als von dem Menschen, der seinen Hund mit den Globuli behandelt, berührt werden. Damit niemand während des Versandes die Alufolie berührt, wird die Flasche noch zusätzlich in eine Verpackung gegeben. Natürlich ist Pappe kein Schutz. Es geht in diesem Fall nur darum, bioenergetische Spuren auf der Aluminiumverpackung zu vermeiden. Die können zwar nicht die Alufolie durchdringen und die Globuli schädigen, aber sie bleiben an der Alufolie haften. Wenn nun der Anwender die Globuli seinem Hund gibt, nimmt er unter Umständen beim Berühren der Alufolie die bioenergetischen Spuren in seine Hände auf und gibt sie anschließend direkt an die Globuli ab.

Was für ein Aufwand und alles nur, weil irgendwelche Schwingungen unbeabsichtigt die Globuli verunreinigen könnten, habe ich gedacht. Vielleicht denken Sie gerade das gleiche. Ich habe im Internet recherchiert und die eben geschilderte Problematik auf mehreren ernst zu nehmenden Seiten bestätigt gefunden. Eine ernst zu nehmende Seite ist für mich zum Beispiel die Seite der Universität Wien.

So weit so gut. Die Flasche und die Globuli dürfen also nur vom Anwender selbst gehändelt werden, da es sonst zu energetischen Verunreinigungen kommen kann. Wie soll aber der Hund, der ja der Anwender ist, die Globuli aus dem Fläschchen bekommen? Das geht natürlich nicht und deshalb muss diese Aufgabe sein wichtigster menschlicher Partner übernehmen. Die Globuli dürfen generell nur vom wichtigsten Partner des Hundes gehändelt werden. Der wichtigste Partner ist der, zu dem der Hund die tiefste Verbindung hat. Stellen Sie sich nun die Frage, ob die Globuli bei diesem Vorgang verunreinigt werden? Ja, sie werden es, aber es geschieht noch etwas völlig anderes. Ein Hundehalter, der sein Tier liebt, ist tief mit ihm verbunden. Es besteht eine Verschränkung auf mehreren Ebenen.

Sie sind mit Ihrem Hund verbunden

Ich denke, es ist zum besseren Verständnis erforderlich, jetzt erst mal etwas über die Verbindung Mensch-Hund zu schreiben.

Die Psychologin Dr. Silke Wechsung hat in einer Studie das Verhältnis zwischen Hund und Mensch untersucht. In ihrer Arbeit kommt sie unter anderem zu dem Ergebnis, dass sich viele Menschen von Hunden eher verstanden fühlen als von Menschen. Sie führt dies auf die nichtverbale Kommunikation zurück. Wir verständigen uns mit unseren Hunden über Stimmlage, Körperkontakt, Körperhaltung und Gestik. Wir gehen eine sehr enge soziale Bindung mit unseren Hunden ein. Dies führt dazu, dass wir mit unseren Hunden in Resonanz treten, also eine Kommunikation auf energetischer Ebene führen.

Der Hund wird zum Partner. Mensch und Hund nähern sich einander an. Diese Annäherung beginnt bereits bei der Wahl des Hundes, jeder sucht sich den Hund aus, der zu ihm passt. Die Fotografin Ulla Bergob hat in einer ihrer Arbeiten Mensch-Hund-Teams fotografiert. Die Fotos sprechen Bände. Meist erkennt man schon auf den ersten Blick Gemeinsamkeiten zwischen dem Hundehalter und seinem Hund. Nicht nur, dass Hund und Halter oftmals eine ähnliche Statur aufweisen, auch die Körperhaltung und sogar der Gesichtsausdruck sind des öfteren ähnlich. Es bleibt aber nicht bei den sichtbaren Äußerlichkeiten.

Mensch und Hund passen sich auch emotional an. Im Allgemeinen strahlt der Mensch seine Emotionen aus und der Hund übernimmt diese, genauso wie die Charaktereigenschaften. Nehmen wir mal ein ganz einfaches Beispiel. Ein hochgradig aggressiver, jähzorniger, aufbrausender Mensch schafft sich einen Hund an, wird er einen friedfertigen Labrador wählen? Wahrscheinlich nicht und selbst wenn, der Hund wird, wenn er lange genug das Verhalten dieses Menschen beobachtet hat mit ziemlicher Sicherheit ebenfalls aggressiv werden.

Der Hund spürt Schwingungen wesentlich stärker als der Mensch und Emotionen sind Schwingungen. Der Hund übernimmt sie, er weiß nichts von gut oder schlecht, von falsch oder richtig. Er passt sich seinem Menschen an. Ich beschreibe hier einen hochgradig aggressiven, jähzornigen, aufbrausenden Menschen. Wie sieht es wohl mit dem Gesundheitszustand dieses Menschen aus? Aggressiv und aufbrausend, da ist der Bluthochdruck vorprogrammiert. Wir können also davon ausgehen, dass der beschriebene Mensch unter Bluthochdruck leidet oder leiden wird und was ist mit dem Hund? Er erlebt seinen aggressiven, aufbrausenden Mensch jeden Tag und er passt sich seinem Menschen an. Wird auch er irgendwann unter Bluthochdruck leiden? Ich bin davon überzeugt.

Ein anderes Beispiel, was ist mit dem ängstlichen, scheuen, zurückhaltenden Menschen, der ständig vor allem Angst hat und sich nur in seiner vertrauten Umgebung bewegt, wird er sich einen Dobermann anschaffen? Höchstwahrscheinlich nicht und selbst wenn, wie wird sich wohl der kleine Dobermann Welpe entwickeln, wenn er in einem Schwingungsfeld ständiger Angst lebt? Wird er zu einem stolzen, furchtlosen Tier heranwachsen? Ich glaube nicht. Wahrscheinlich wird auch er ängstlich, denn auch er spiegelt den Charakter seines Menschen.

Dies sind zwei simple Beispiele, aber ich finde, sie haben Beweiskraft. Sehen Sie sich unter Hundehaltern um und sie werden die Bestätigung finden. Der Hund ist wesentlich feinfühliger als die meisten von uns denken. Er spürt selbst die kleinste Stimmungsschwankung.

Ein Hundehalter, der zum Beispiel auf seiner Arbeit unzufrieden ist und ständig gemobbt wird, sich aber nie zur Wehr setzt und alles in sich hineinfrisst, hat eine belastete Ausstrahlung. Der Hund spürt und spiegelt diese Ausstrahlung. Auf Dauer wird sie zu seinem Wesenszug, seinem

Charakter. Nun stellt sich nur die Frage, ob erst der Hund oder sein Mensch das Magengeschwür bekommt. Nahezu alle Krankheiten entstehen auf der psychischen Ebene. Der Hund passt sich seinem Menschen an. Er spiegelt ihn auf psychische und physischer Ebene. Das geschieht im großen Ersichtlichen, wie in den oben genannten Beispielen, aber auch im kleinen Unsichtbaren.

Alles ist Schwingung, jedes Wort und auch jede Krankheit, selbst wenn sie nicht zu Tage tritt. Sie ist eine Schwingung und der feinfühlige Hund spürt diese Schwingung. Unbewusst wird er sie in sich aufnehmen und auf diese Weise krank werden. Selbstverständlich wird nicht jede Hundeerkrankung durch den menschlichen Partner ausgelöst und niemand ist dafür verantwortlich, wenn ein Hund erkrankt. Es ist einfach die Art des Hundes, sich in jeder Beziehung seinem menschlichen Partner anzupassen.

Sie sind, wie schon gesagt, mit Ihrem Hund auf mehreren Ebenen verbunden. Und nun kommt etwas, das Ihnen vielleicht nicht gefällt. In einem Buch zum Thema habe ich folgenden Satz gelesen: „Je belasteter der Mensch, desto kränker sind die Haustiere."

Nein, Sie sind nicht Schuld an der Krankheit Ihres Hundes, Sie haben ja willentlich nichts Schlechtes getan, also bitte keine Selbstvorwürfe und keine negativen Gedanken in diese Richtung. Es ist oftmals so, dass ein Hund an der genau der gleichen Krankheit leidet wie sein wichtigster Partner. Das kann sein, muss aber nicht.

Auf jeden Fall gibt es diese tiefe Verbundenheit. Ihr Hund und Sie haben ähnliche Schwingungen. Die Globuli haben eine auf die Probleme Ihres Hundes geprägte Schwingung. Da Sie eine ähnliche Schwingung wie Ihr Hund haben, können die Globuli, wenn Sie damit umgehen, auch positiv auf Sie wirken, einfach weil die Schwingung passt. Da die Schwingung rein und positiv ist, kann Sie aber keinesfalls schaden. Die Globuli können überhaupt niemandem schaden, sie können nur nutzen.

Selbst prägen

Ich habe Ihnen den Prägeprozess der Schamanin beschrieben. Dieses Buch ist aber keine Werbeschrift für diese Schamanin, auch nicht für mich oder sonst irgendjemand. Dieses Buch soll Ihrem Hund helfen.

Es gibt viele Menschen, die energetische Globuli prägen. Das große Problem ist, eine zuverlässige Quelle zu finden, denn nicht jeder, der energetische Globuli verkauft, versteht auch etwas davon. Die Preise sind extrem stark schwankend und kein Maßstab für Qualität. Mir sind Preise zwischen 60 und 900 Euro für ein Fläschchen individuell geprägter Globuli bekannt. Die Schamanin nimmt 333 Euro, das nur zur Information.

Der bessere Weg – selbst prägen! Selbst prägen ist besser als teuer kaufen. Sie haben keinen Kristallraum? Macht nichts, alles was Sie brauchen ist ein ruhiger Raum, der für die Zeit der Prägung, also circa 24 Stunden, von niemandem betreten wird. Prägen darf nur derjenige, der die energetischen Globuli auch später dem Hund gibt und dies muss der wichtigste Partner des Hundes sein.

Da Sie Ihren Hund kennen, benötigen Sie zum Prägen weder ein Foto von Ihm noch seine Haare.

Los geht's. Sie benötigen Globuli. Hier haben Sie zwei Möglichkeiten. Entweder Sie bestellen sich ungeprägte, nicht medizinische Globuli im Internet oder Sie gehen in die nächstbeste Apotheke und kaufen homöopathische Globuli. Nehmen wir einmal an, Ihr schon etwas älterer Hund, hat Probleme mit dem Aufstehen, dann könnten Sie Rhus toxicodendron Globuli einsetzen. Diese Globuli haben bereits einen Wirkstoff, sie haben auch ein energetisches Feld. Es ist jedoch möglich, weitere energetische Informationen darauf zu prägen.

Noch mal ganz deutlich. Sie können jede Art von homöopathischen Globuli mit weiteren Informationen versehen. Wenn Sie homöopathische Globuli einsetzen möchten, sollten Sie sich in der Apotheke oder im Internet informieren, welche Globuli für Ihren Hund die richtigen sind. Oder Sie bestellen sich das absolut empfehlenswerte Buch von Hans Günter Wolff „Unsere Hunde – gesund durch Homöopathie: Heilfibel eines Tierarztes". Wenn Sie Ihrem Hund bereits Globuli geben, können Sie selbstverständlich auch diese mit weiteren Informationen versehen. Falsch machen können Sie nichts.

Ob Sie homöopathische oder nicht medizinische Globuli benutzen, ist im Prinzip egal.

Im nächsten Schritt schreiben Sie alle Probleme und Beschwerden Ihres Hundes auf ein Blatt Papier. Dann nehmen Sie ein neues Blatt Papier und schreiben für jede Beschwerde oder jedes Problem, das Ihr Hund hat, ein oder mehrere positive Worte auf dieses Blatt. Sie sollen also das Wort der Beschwerde, des Problems oder der Krankheit durch positive Wörter ersetzen.

Wenn zum Beispiel auf dem Blatt mit den Beschwerden „Durchfall" steht, dann schreiben Sie auf das andere Blatt „gesundes Verdauungssystem, geformter Stuhlgang". Wenn Ihr Hund humpelt, schreiben Sie „gesunde Beine, kräftige Muskeln und Sehnen, gesunde Gelenke, gesunde Nerven". Auf diesem Blatt, das Sie anschließend für die Prägung benutzen, darf kein negatives Wort stehen. Sie dürfen darauf nicht „Heilung von Krankheit" schreiben, denn das Wort Krankheit ist negativ. Sie müssen, wie eben beschrieben, diese Krankheit in etwas positives verwandeln. Eigentlich ganz einfach, wenn Sie einmal verstanden haben, um was es geht.

Jedes von Ihnen geschriebene Wort hat eine Schwingung. Da die Wörter positiv sind, ist auch ihre Schwingung positiv und diese Schwingung soll nun auf die Globuli übertragen werden. Sie benötigen circa ein bis zwei Stunden Zeit, in der Sie von nichts gestört werden dürfen. Sollte es während der Prägung zu einer Störung kommen, müssen Sie wieder von neuem beginnen.

Ganz wesentlich ist, dass Sie sich während der Prägung in einem ausgeglichenen Zustand befinden, keinen Zeitdruck haben und nicht negativ drauf sind. So wie die Schamanin, beginnen Sie damit, sich selbst zu reinigen. Lassen Sie Wasser über Ihre Unterarme und Hände laufen und stellen Sie sich dabei vor, wie all Ihre Problem weg gewaschen werden. Es geht hierbei um Ihre Probleme, nicht um die Probleme Ihres Hundes, denn es ist Ihre Reinigung.

Wahrscheinlich werden Ihnen, während Sie das Wasser über Ihre Unterarme und Hände laufen lassen, Ihre Probleme nach und nach erscheinen. Stellen Sie sich vor, wie eins nach dem anderen durch den Abfluss verschwindet. Solch eine Reinigung kann durchaus dreißig Minuten dauern, je nachdem, wie hoch Ihre Belastung ist. Anschließend trocknen Sie sich mit einem sauberen frischen Handtuch ab und begeben sich direkt, also ohne mit anderen zu sprechen, zu telefonieren oder ähnliches zu tun, in Ihren Prägeraum.

Nehmen Sie das Fläschchen mit den Globuli in eine Hand und streichen Sie mit der anderen so darüber, als wollten Sie Wasser abstreifen. Stellen Sie sich dabei vor, wie alle negativen Anhaftungen am Glas und an den Globuli abgestreift werden und verdunsten. Legen Sie das Blatt Papier mit den positiven Worten vor sich hin. Stellen Sie nun das Fläschchen auf das Blatt.

Denken Sie jetzt an Ihren Hund und zwar an die Zeit, in der er jung und gesund war. Sagen Sie seinen Namen und bitten Sie wahlweise Gott, das Universum oder die unsichtbaren guten Kräfte um Hilfe für Ihren Hund. Sprechen Sie laut und deutlich. Benutzen Sie nur positive Worte. Sie können zum Beispiel sagen: „Ich bitte die göttliche Kraft um Hilfe für meinen lieben Hund Charly." Anschließend lesen Sie jedes einzelne Stichwort, das auf dem Blatt vor Ihnen steht, laut vor und bitten Sie darum, dass die Kraft dieses Wortes in die Globuli geht.

Finden Sie das nun alles höchst seltsam? Glauben Sie, dass so etwas nicht funktioniert? Halten Sie es für mittelalterlichen Küchenzauber? Es funktioniert! Ich habe es getestet.

In Hannover lebt eine Musikerin. Sie ist hellsichtig und sieht alles, zum Beispiel Musik, in Farben. Farbensehen ist ein Phänomen, das von der Wissenschaft anerkannt ist. Meistens ist es so, dass nur Töne als Farbe wahrgenommen werden. Die Musikerin aus Hannover sieht auch am menschlichen Körper Farben, wenn dort Störungen sind. Sie sieht auch Farben an Tabletten und kann aufgrund dieser Farben sagen, ob diese Tabletten für einen bestimmten Menschen hilfreich sind. In den letzten Jahren hat sie ihre Veranlagung Wissenschaftlern demonstriert und an mehreren Forschungsprojekten teilgenommen. Ich möchte nur zum Ausdruck bringen, dass die Frau tatsächlich diese Fähigkeiten besitzt.

Wir haben einen Versuch gemacht. Ich habe ein Fläschchen Globuli nach dem eben geschriebenen Vorgang geprägt. Dieses wurde mit einem Fläschchen Globuli verglichen, dass die Schamanin für das gleiche Beschwerdebild geprägt hat. Laut der „Farbenseherin" hatten beide Fläschchen eine grüne positive Schwingung. Die „Farbenseherin" meinte, dass die von der Schamanin geprägten Globuli farbintensiver seien, als die von mir geprägten. Was das nun in der Wirkung bedeutet, weiß ich nicht. Aber Tatsache ist, dass es mir als Laie gelungen ist, die Globuli positiv zu prägen und das für einen Hund, zu dem ich keinerlei Verhältnis hatte. Wenn es mir gelungen ist, wird es auch Ihnen gelingen. Glauben Sie daran.

Wundern Sie sich inzwischen darüber, was ich für ungewöhnliche Menschen kenne? Ich suche danach, jeden Tag, immer und zu jeder Zeit und das schon mein ganzes Leben lang. Durch die Kontakte, die ich zu Krebskranken habe, habe ich viel Interessantes erfahren. Dort eine Frau, die durch Hand auflegen Schmerzen beseitigt oder ein hoch gebildeter Mann, der durch Gebete heilt. Hier eine kleine Lebensgemeinschaft, die völlig autark lebt und viele weitere interessante Personen.

In den letzten Jahren habe ich eine Vielzahl von Informationsveranstaltungen besucht, die meisten zum Thema alternative Heilung. Ich war auf allen für mich erreichbaren Messen zu diesen Themen. Wenn berühmte ausländische Heiler in Deutschland wirkten, bin ich dorthin gefahren. Wenn ein Mitglied meiner Krebsselbsthilfegruppe einen Wunderheiler aufsuchte, bin ich mit gegangen. Außerdem lese ich viel, sehr viel. So habe ich zum Beispiel fast alle interessanten Bücher, die in den Jahren 2012 bis 2014 zum Thema energetisches Heilen erschienen sind, gelesen. Mit etlichen Autoren habe ich Kontakt aufgenommen und mit einigen stehe in ständigem Erfahrungsaustausch.

Vieles ist auch einfach zu mir gekommen. Ein Hilfesuchender hat mir etwas erzählt, ein Freund hat etwas gelesen und mir geschickt, und so weiter. Fragen Sie sich jetzt, woher ich all die Zeit habe? Nun, ich mache fast nichts anderes. Ich sehe kein Fernsehen, mache keine Computerspiele und arbeite nur so viel, wie unbedingt nötig, um mein Leben am Laufen zu halten.

Zurück zu den Globuli. Das Fläschchen steht nun auf dem Papier mit den positiven Worten. Lassen Sie es für mindestens 24 Stunden dort stehen.

Während dieser Zeit darf niemand den Raum betreten. Nach Ablauf dieser Zeit reinigen Sie sich wieder wie anfangs beschrieben. Nehmen Sie ein Stück Aluminiumfolie, circa 30 cm Länge, und packen Sie das Fläschchen mit mindestens fünf Umwicklungen in diese Folie ein. Der Kunststoffverschluss wird nicht mit eingewickelt, er muss frei zugänglich sein. Fertig! Nun haben Sie für Ihren Hund passende energetische Globuli zur Verfügung.

Dosierung und Anwendung

Es handelt sich bei den Globuli um ein rein energetisches Mittel, somit gibt es auch keine Wirkstoffe, die zu bestimmten Zeiten und in bestimmter Menge dem Hund zugeführt werden müssen. Die Globuli haben ein Energiefeld. Dieses soll den Hund heilen. Es ist wünschenswert, dass der Hund dem Energiefeld ständig ausgesetzt ist. Entsprechend flexibel und kreativ können die Globuli eingesetzt werden.

Es gibt keine feste Menge. Als Richtwert sollen sieben Streukügelchen pro Anwendung angenommen werden. Es kommt aber nicht genau darauf an, fünf sind genauso in Ordnung wie zwölf. Es bedarf etwas Übung und Erfahrung die Kügelchen aus der Flasche zu holen. Wenn Sie zu viele Globuli entnommen haben, dürfen Sie sie nicht zurück in die Flasche geben. Sie sollten die Kügelchen in ein Papier einwickeln und bei der nächsten Anwendung verwenden.

In einem Fläschchen befinden sich je nach Größe 700 bis 2000 Globuli. Das reicht für ungefähr ein bis drei Monate.

Zur Anwendung:
Die einfachste und am häufigsten praktizierte Art, einem Hund homöopathische Globuli zu ver-

abreichen, ist es, dem Hund die Globuli in die Lefzen zu legen. Dort lösen sie sich langsam auf und die Inhaltsstoffe werden von den Schleimhäuten aufgenommen. Die individuell geprägten hochenergetischen Globuli haben aber keine Inhaltsstoffe, die aufgenommen werden müssen. Trotzdem spricht nicht gegen diese Methode.

Sie können aber auch, wenn Sie Ihren Hund füttern, einfach sieben Globuli in das Futter geben. Auf jeden Fall sollten Sie sieben Globuli täglich in den Wassernapf geben. Das gesamte Wasser wird damit energetisch aufgeladen. Wenn andere Tiere auch davon trinken, macht das nichts, da die Schwingung rein und positiv ist.

Weiterhin können Sie sieben Globuli auf ein Stück Klebeband aufbringen und dieses dem Hund entweder an seine Problemstelle, an die Brust, den Hals oder an sein Halsband kleben. Solange die Globuli existieren und nicht von fremden Personen berührt werden, wirken sie auch. Die positive Energie geht nicht verloren.

Unter den Liegeplatz des Hundes können Sie ebenfalls sieben Globuli legen, genauso in sein Kissen oder falls es geht, in sein Lieblingsspielzeug. Ihrer Fantasie und Kreativität sind keine Grenzen gesetzt. Aber achten Sie immer darauf, dass der Hund mehrfach, am besten morgens, mittags und abends, jeweils circa sieben Globuli zu sich nimmt. Wenn Sie bisher schon Globuli einsetzen und dafür Ihre spezielle Methode haben, können Sie diese natürlich auch bei den individuell geprägten hochenergetischen Globuli anwenden.

Wenn Ihr Hund ein Problem zum Beispiel an Auge, Ohr oder Maulbereich hat oder einen Tumor, den Sie sehen oder fühlen können, habe ich einen speziellen Tipp. Nehmen Sie einen Plastikkugelschreiber und entfernen Sie das gesamte Innenleben. Verschließen Sie die Öffnung der Mine, das geht mit einem Streichholz recht gut, und füllen Sie den Kugelschreiber mit einigen Globuli. Nun haben Sie einen energetischen Behandlungsstab. Mit diesem können Sie die Problemstelle gezielt bearbeiten und Ihr Hund wird sich freuen, wie viel Aufmerksamkeit er von Ihnen geschenkt bekommt.

Wenn Sie den Behandlungsstab irgendwann nicht mehr benutzen möchten, verwenden Sie die Globuli bitte nicht mehr anderweitig.

Dauer der Anwendung

Wenn die individuell geprägten hochenergetischen Globuli Ihrem Hund helfen, sollten Sie sie auch nach Abklingen der Beschwerden noch mindestens drei Monate lang weiter geben. Sollte eine Dauereinnahme erforderlich sein, geben Sie die Globuli bitte sechs Monate lang und legen dann eine Pause von circa zwei Wochen ein. Anschließend wie vorher weiter geben.

Diesen Rhythmus können Sie jahrelang beibehalten. Wenn im Laufe der Zeit neue, zum Beispiel altersbedingte Probleme dazu kommen, sollten Sie diese bei einer Neuprägung berücksichtigen.

Der richtige Umgang mit Ihren individuell geprägten hochenergetischen Globuli

Durch Ihren Prägeprozess haben Sie ein reines hochenergetisches Mittel geschaffen. Um eine energetische Verunreinigung durch Mensch oder Tier zu vermeiden, dürfen Sie die Flasche niemals anderen Menschen in die Hand geben und Sie müssen sie so lagern, dass sie vor jeder Berührung durch Mensch oder Tier geschützt ist. Sicherheitshalber haben Sie die Flasche in Aluminiumfolie eingepackt. Bitte lassen Sie die Folie immer an der Flasche. Das Mittel ist dadurch vor Fremdenergie geschützt.

Wenn jemand anderes als Sie die in Aluminiumfolie eingepackte Flasche in die Hand genommen hat, sollten Sie vor der nächsten Globulientnahme die Aluminiumfolie entfernen und durch neue ersetzen.

Wenn Sie zu viele Globuli entnommen haben, dürfen Sie sie nicht zurück in die Flasche geben. Sie sollten in diesem Fall die Kügelchen in ein Papier (keine Aluminiumfolie) einpacken und bei der nächsten Einnahme verwenden.

Wenn eine andere Person als Sie, die ungeschützte Glasflasche in die Hand genommen hat, kann das Mittel seine Wirkung verloren haben. Sollte dies geschehen sein, müssen Sie die Globuli wie eingangs beschrieben energetisch reinigen und dann erneut prägen.

Die Antwort vor der Frage

Ich weiß genau, welches die häufigste Frage sein wird, die man mir nach der Lektüre dieses Buches stellen wird. Um Ihnen die Arbeit zu ersparen, mir zu schreiben, stelle ich die Frage hier selbst und beantworte sie auch gleich.

Frage: Kann ich auch für andere Tiere oder Menschen individuell selbst geprägte hochenergetische Globuli einsetzen?

Antwort: Ja, die hochenergetischen Globuli können jedem Lebewesen helfen.

Weitere Bücher von mir

„Krebs? Nur noch als Sternzeichen!" (2010)

Als ich mit 49 Jahren die Diagnose Krebs bekam, hatte ich bereits eine erfolglose zweijährige Arzt- und Heilpraktikerodyssee hinter mir. Ich lehnte die dringend angeratene Operation sowie jede weitere schulmedizinische Behandlung nach leidvollen Erfahrungen mit meinen an Krebs verstorbenen Eltern ab. Ich zog mich rigoros aus meinem damaligen Leben zurück, legte alle sozialen Kontakte auf Eis, hörte auf zu arbeiten und begann im Internet sowie in Fach- und Sachbücher nach einer wirksamen Behandlungsmethode zu suchen.

Das Thema Krebs ist sehr vielfältig und interessant, es machte mir Spaß in Sach- und Fachbüchern zu lesen, zu recherchieren und mir eine eigene Meinung zu bilden. Es reizte mich, eine Theorie nachzuvollziehen, Argumente dafür, Argumente dagegen zu lesen. Ich fand es wahnsinnig spannend, Schlussfolgerungen zu ziehen und diese anschließend zu überprüfen. Es faszinierte mich so sehr, dass ich zeitweise völlig vergaß, dass ich selbst betroffen war. Ich stellte jede Aussage in Frage, nahm nichts als gegeben und stellte eigene Versuche an. Aufgrund meiner Erkenntnisse führte ich eine erfolgreiche Selbstbehandlung durch und bin heute krebsfrei. Somit habe ich an mir selbst bewiesen, dass Krebs geheilt werden kann.

In diesem Buch erzähle ich meine Geschichte und gebe mein Wissen weiter, damit andere davon profitieren.

Viele Krebspatienten werden ihre eigenen Gedanken und Gefühle wiederfinden. Es ist mir gelungen ein informatives, ehrliches, flott zu lesendes, Mut machendes Buch zu schreiben.

2015 habe ich das Buch aktualisiert.

Weitere Informationen finden Sie auf meiner Homepage
www.krebsgegner.de

„Krebs? Die Kilian Methode!" (2012)

Dieses Buch spiegelt meine Erfahrungen wieder, die ich in den letzten Jahren an mir selbst und als Leiter der Krebsselbsthilfegruppe Krebsgegner gemacht habe.

Sie erfahren, wie Sie mit einfachen Tricks, die problemlos in den normalen Tagesablauf integriert werden können, in Ihrem Kopf und Ihrem Körper eine Atmosphäre der Heilung erzeugen. Weiterhin, wie Sie durch eine Ernährungsoptimierung das erforderliche Fundament für Ihre Genesung schaffen.

Ich empfehle eine Selbstbehandlung, die völlig kostenlos und ohne fremde Hilfe durchgeführt werden soll. Ziel meiner Methode ist es, Körper und Geist in einen Zustand zu versetzen, der eine Selbstheilung ermöglicht.

Erfahrungsgemäß spüren Anwender nach circa zwei Wochen die ersten Veränderungen. Blutwerte und Allgemeinzustand verbessern sich nach circa drei Monaten und so geht es weiter.

Weitere Informationen finden Sie auf meiner Homepage
www.krebsgegner.de

„Krebs bei Hunden erfolgreich behandeln"
(2014)

Aufgrund meiner Bücher, meiner Internetseite und meiner Selbsthilfegruppe haben sich im Laufe der Jahre auch etliche Hundehalter krebskranker Hunde hilfesuchend an mich gewandt.

Gemeinsam mit betroffenen Hundehaltern, Freunden und Mitgliedern meiner Internetselbsthilfegruppe führte ich die vermutlich weltweit größte Rechercheaktion zum Thema Behandlung krebskranker Hunde durch. Das Ergebnis war überraschend. Über achtzig Prozent aller gefundenen erfolgreichen Krebsbehandlungen gingen auf nur drei Behandlungsmethoden/Mittel zurück. In diesem Buch erfahren Sie, wie Sie Ihrem krebskranken Hund selbst helfen können.

Weitere Informationen finden Sie auf meiner Homepage
www.krebsgegner.de

„Sie kommen zurück" (2016)

In meinem Buch „Krebs bei Hunden erfolgreich behandeln" schreibe ich, dass ich an die Wiedergeburt und Seelenwanderung bei allen Lebewesen glaube. Aufgrund dieser Äußerung erhielt ich im Laufe der Zeit mehrere Zuschriften von Lesern, die ihre Erfahrungen mit wiedergeborenen Haustieren schilderten. Ich verfolgte dieses Thema mit Freude und gesundem Menschenverstand weiter und fand Geschichten und Erfahrungsberichte im Internet, in Zeitschriften, Büchern und Zeitungen. Aus dieser Suche entstand dieses Buch.

Es
...zeigt durch 30 bewegende authentische Berichte, dass das Leben für unsere Haustiere nach dem Tod weiter geht
...gibt allen, die um ihr geliebtes Tier trauern, Hoffnung und Trost
...stellt Ihnen Menschen vor, die der Überzeugung sind, dass ihr Tier nach seinem Tod zu ihnen zurück gekommen ist
...wurde mit Liebe, Leidenschaft und Sachverstand geschrieben
...enthält Tatsachenberichte unterschiedlicher Herkunft
...versteht sich als Dienst am Tier

...gibt Antwort auf die Frage, wohin unsere Haustiere gehen
...kann Ihr Leben positiv verändern
...gibt eine neue Sicht auf alle Lebewesen dieser Welt
...lässt Sie staunen, lachen und weinen

Weitere Informationen finden Sie auf meiner Homepage
www.krebsgegner.de

Für Ihre eigenen Notizen